PROPHYLAXIE

DE LA CÉCITÉ

PAR OPHTHALMIE

DES NOUVEAU-NÉS

PAR

M. LE Dr A. DEHENNE

PARIS

G. MASSON, ÉDITEUR

LIBRAIRE DE L'ACADÉMIE DE MÉDECINE

120, BOULEVARD SAINT-GERMAIN

—

1894

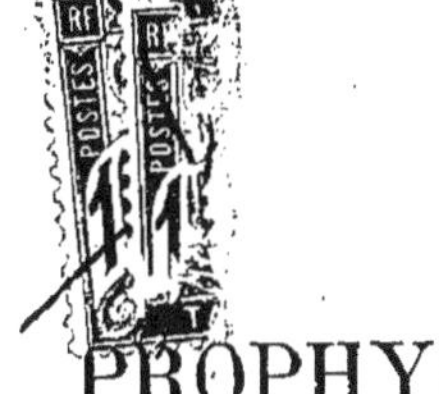

PROPHYLAXIE

DE LA CÉCITÉ

PAR OPHTHALMIE

DES NOUVEAU-NÉS

PAR

M. LE Dr A. DEHENNE

PARIS

G. MASSON, ÉDITEUR

LIBRAIRE DE L'ACADÉMIE DE MÉDECINE

120, BOULEVARD SAINT-GERMAIN

1894

PROPHYLAXIE DE LA CÉCITÉ

PAR OPHTHALMIE

DES NOUVEAU-NÉS

Permettez-moi d'attirer quelques instants votre attention sur cette question, qui est toute d'actualité; car, malgré les grands progrès de l'hygiène, l'ophthalmie des nouveau-nés fait encore des ravages considérables. D'après des statistiques récentes, sur 100 aveugles, 45 ou 50 au moins le sont par le fait de l'ophthalmie des nouveau-nés; et sur 100 enfants atteints. au moment de la naissance, d'ophthalmie purulente, 35 ou 40 restent irrémédiablement aveugles. Dans le tableau schématique annexé à l'ouvrage de Fuchs sur les causes et la prévention de la cécité, la colonne indicatrice de la cécité par ophthalmie des nouveau-nés est de beaucoup la plus élevée.

Cette question a été traitée devant vous avec talent, en 1881, par MM. Fieuzal et Galezowski; mais leur communication n'a pas eu de sanction officielle, les desiderata exprimés par eux n'ont pas reçu satisfaction, et les mêmes errements ont persisté. M. Terson, à Toulouse, M. Brière, au Havre, ont, à peu près à la même époque, attiré l'attention des conseils d'hygiène et des pouvoirs publics sur les ravages faits par l'ophthalmie des nouveau-nés; mais leur voix n'a pas eu d'écho. A l'étranger, en Prusse, en Autriche, en Hongrie, en Suède, en Belgique, la cécité par ophthalmie des nouveau-nés a été le point de départ de nombreux travaux, et presque partout les gouvernements ont tenu à honneur de prêter leur concours aux hygiénistes. Tout récemment, à la *Société de médecine du Nord*, notre collègue et ami F. de La Personne a fait un rapport très étudié sur l'ophthalmie purulente des nouveau-nés et sur les mesures administratives à prendre pour éviter ses dangers.

La question vaut donc la peine d'être étudiée, et ce qui m'a décidé à la porter devant vous, c'est la quantité réellement considérable d'enfants qui m'ont été, dans le courant de cette année, amenés de province, aveugles et irrémédiablement aveugles par le fait de l'ophthalmie purulente. Or, il est trois points, à l'heure actuelle, incontestables, qui devraient être connus et admis comme règle de foi par tous ceux qui, à un titre quelconque, ont à s'occuper des enfants nouveau-nés, et qui sont :

1° Toute ophthalmie purulente des nouveau-nés est une affection grave et qui doit, dès son apparition, être soignée comme telle ;

2° Les moyens prophylactiques employés avant la naissance (désinfection du vagin de la mère) et immédiatement après la naissance (désinfection des yeux du

nouveau-né) restreignent notablement les cas d'ophthalmie purulente ;

3° Toute ophthalmie purulente bien soignée, et soignée à temps, doit toujours guérir sans exception.

Dans les grands centres, à Paris en particulier,
l'ophthalmie purulente fait relativement peu de ravages.
Grâce aux précautions multiples prises par les accou-
cheurs, et d'après les instructions qui ont été si bien
formulées par M. Tarnier et, en particulier, par nos
savants collègues, MM. Budin et Pinard, l'ophthalmie
des nouveau-nés est devenue une affection relativement
rare. D'après les renseignements qui m'ont été donnés
dans les services d'accouchement, et en particulier à la
Maternité, on voit peu d'ophthalmies purulentes et, si
elles éclatent, on les conjure immédiatement.

En ville, principalement dans les quartiers pauvres,
où les précautions ne sont pas aussi minutieuses qu'à
l'hôpital, où même, dans nombre de cas, la désinfection au moment de l'accouchement est nulle, s'il sur-
vient une ophthalmie des nouveau-nés, il est assez rare
que l'affection ne soit pas bien soignée, tellement les
gens du peuple ont pris l'habitude de faire conduire
immédiatement leurs enfants atteints d'affections oculaires dans les cliniques spéciales, malgré la résistance
qu'ils rencontrent souvent, il faut bien l'avouer, de la
part de certaines sages femmes routinières, qui veulent
encore soigner l'ophthalmie des nouveau-nés en ver-
sant entre les paupières de l'enfant un peu du lait de
la mère. Mais ces pratiques vieillottes, qui aboutissaient
fatalement à la perforation des cornées, tendent à dis-

paraître de plus en plus, grâce à l'instruction beaucoup plus complète que reçoivent les sages-femmes à Paris et dans les grandes villes.

Il n'en est malheureusement pas de même en province et surtout dans les campagnes où l'on ne prend aucune précaution antiseptique, où l'ophthalmie purulente des nouveau-nés est considérée comme une quantité négligeable. A Lille même, c'est de La Personne qui nous l'apprend, les sages-femmes, gardes, matrones de toute catégorie rassurent les parents en leur disant : « C'est la maladie des quinze jours, un peu de bile; il est bon que les yeux jettent pour faire disparaître le feu... » Et le feu disparaît, mais avec lui, les cornées; l'œil s'atrophie, ou devient horriblement staphylomateux, et l'enfant reste irrémédiablement aveugle.

Il faut donc que nous unissions nos efforts pour remédier à cet état de choses, et que nous apprenions à tous ceux qui ont charge d'enfants nouveau-nés les moyens à employer pour prévenir l'ophthalmie purulente et, si elle éclate, pour la guérir.

J'ai dit, en commençant, que toute ophthalmie des nouveau-nés devait être considérée comme grave. J'insiste sur ce point. Il est des cas bénins qui guérissent tout naturellement avec un traitement anodin. Ces cas bénins sont malheureux, car, s'ils se sont présentés plusieurs fois de suite dans la clientèle d'un médecin, ils lui ont enlevé la défiance qu'il doit avoir vis-à-vis de l'ophthalmie des nouveau-nés et, lorsqu'il se trouve en présence d'un ou de plusieurs cas graves, il les soigne de la même façon que les cas bénins, et perd ainsi les yeux qui lui ont été confiés. Or, il est impossible au début de savoir si une ophthalmie purulente sera bénigne ou grave, que l'on s'aide ou non du microscope, et lorsque l'on s'aperçoit de la gravité de l'affection, il est trop tard; les cornées sont perforées, l'iris a fait hernie sur une large étendue, et, les phénomènes inflammatoires dissipés, il ne reste plus que des globes oculaires atrophiés ou staphylomateux; de toutes façons c'est la cécité perpétuelle pour le malheureux enfant. Il faut donc, dans tous les cas, considérer comme grave l'ophthalmie des nouveau-nés et arriver à faire entrer cette persuasion dans l'esprit des parents, des sages-femmes, des nourrices, des gardes-malades.

Au commencement de ce siècle, en 1807, Gibson a fort exactement et clairement posé les bases de la prophylaxie en formulant les propositions suivantes :

1° Il faut faire disparaître les flueurs blanches de la mère pendant la grossesse ;

2° Si on n'y a pas réussi, il faut, pendant l'accouchement, en débarrasser le vagin ;

3° Lotions des yeux de l'enfant aussitôt après la naissance pour empêcher les effets nuisibles du contact des matières avec les yeux, à l'aide d'un liquide capable d'en neutraliser l'action nocive.

On ne dirait pas mieux en 1891. Et pourtant, jusqu'en 1875, on n'a absolument fait aucune tentative dans le sens de l'antisepsie de la mère et de l'enfant.

D'après Fuchs, c'est Bischoff (de Bâle), qui le premier, en 1875, entreprit dans la Maternité de cette ville la désinfection du vagin par une solution phéniquée, et celle des yeux par une solution salicylique.

Le procédé prophylactique le plus simple, celui qui nous paraît devoir être recommandé, est le suivant :

1° Quelques jours avant la naissance et pendant le travail de l'accouchement, injections vaginales antiseptiques suivant la formule adoptée par l'Académie de médecine, sur le rapport de notre collègue Budin :

> Sublimé. 0,25
> Acide tartrique. . . . . . . 1 gramme.
> Eau. . . . . 1000 grammes.

2° Chez tous les enfants, immédiatement après la naissance, lotions de la face et des yeux avec du coton hydrophile antiseptique trempé dans une solution de sublimé au 1/2000ᵉ ;

Eviter de se servir d'éponges et de l'eau du bain de l'enfant. Jeter le coton hydrophile au feu aussitôt qu'on s'en est servi. Entr'ouvrir les paupières et faire tomber dans chaque œil, avec un compte-gouttes ou une baguette de verre, une goutte du collyre suivant (Méthode de Credé) :

> Nitrate d'argent. 0,10
> Eau distillée. . . . . 20 grammes.

Si, malgré ces précautions, l'ophthalmie purulente éclate, il faut employer le traitement suivant, que je conseille dans tous les cas, et qui toujours, sans exception, amène la guérison.

Application constante, sur les paupières tuméfiées, de coton hydrophile antiseptique imbibé d'eau glacée. Pour maintenir le froid, on met des petits morceaux de glace entre les mailles du coton hydrophile.

L'application de la glace doit être permanente. On n'en cesse l'usage que lorsque les paupières ne sont plus tuméfiées. Il est inutile de l'employer lorsque la tuméfaction des paupières ne fait pas partie du cortège des symptômes de l'ophtalmie purulente; ce qui est assez rare.

Toutes les deux heures, sauf pendant la nuit, où l'enfant a besoin de repos, écarter légèrement les paupières, après s'être lavé les mains au savon et les avoir passées dans une solution antiseptique (solution de sublimé au 1/2000ᵉ), et enlever avec délicatesse le pus qui se présente entre les paupières, avec du coton hydrophile trempé dans une solution de sublimé au 1/1000ᵉ (liqueur de Van Swieten).

Le *matin et le soir*, après avoir bien nettoyé les paupières, instiller dans l'œil malade, à l'aide d'un compte-gouttes, 2 gouttes du collyre suivant :

Salicylate d'*ésérine* 0,05
Eau distillée . . . . 20 grammes.

Il faut veiller à ce que la solution soit transparente, légèrement rosée après deux ou trois jours de préparation, ne renferme aucuns flocons, et ne présente aucune odeur. La solution de salicylate d'ésérine, qui n'offrirait pas ces caractères de limpidité et d'absence d'odeur, devrait être rejetée comme nuisible.

Une fois par jour, retourner avec soin les paupières de l'enfant, de façon à avoir sous les yeux la surface

muqueuse, et passer légèrement un pinceau imbibé de
la solution suivante :

> Nitrate d'argent.   0,50
> Eau distillée . . . .   25 grammes.

dont on pourra neutraliser l'excès à l'aide d'un pinceau
trempé dans de l'eau salée.

La solution de nitrate d'argent au 1/50 est tout à fait
suffisante.

Il est inutile d'employer des solutions plus fortes. Il
faut absolument renoncer à l'emploi du crayon mitigé,
et surtout du crayon des trousses. Avec ces caustiques,
on produit des eschares dures qui desquament la surface épithéliale de la cornée, et ouvrent ainsi la porte
à l'infiltration de la membrane transparente par tous
les streptocoques, gonocoques qui pullulent dans les
culs-de-sac, sans compter les fausses membranes qui
sont le produit de cautérisations trop violentes ou trop
souvent répétées.

Il faut renoncer à l'emploi de tous les collyres, quels
qu'ils soient, en ne faisant exception que pour le collyre
au salicylate d'ésérine.

Les propositions que je viens de soumettre, sont
acceptées par tous, tant au point de vue de la prophylaxie que de la thérapeutique de l'ophthalmie des nouveau-nés.

Il est bien démontré, à l'heure actuelle, que dans les
services hospitaliers où l'antisepsie de la mère et de
l'enfant est observée, l'ophthalmie purulente a presque
complètement disparu.

Il n'est pas moins démontré que, lorsque l'ophthalmie purulente a éclaté, elle guérit toujours lorsqu'elle est bien soignée.

Or, comme l'ophthalmie des nouveau-nés fait encore, dans notre pays, des ravages considérables (45 0/0 de la totalité des aveugles), il n'est pas moins évident que ces prescriptions ne sont pas observées.

Il faut donc disséminer ces notions, et je viens aujourd'hui demander l'avis et l'appui de la Société à ce sujet.

En 1880, M. Brière (du Havre) avait conçu l'idée de rédiger une note, sous forme de brochure, qui devait être remise à toute personne venant déclarer, au bureau de l'état civil, la naissance d'un enfant.

En 1881, M. Terson, à Toulouse, rédigea un *avis aux parents* qui, imprimé sur une simple feuille volante, devait être livré à toute personne venant déclarer la naissance d'un enfant, et, en outre, affiché dans toutes les communes au bureau de l'état civil.

L'année précédente avait paru, dans le *Bulletin des Communes*, une note émanant des bureaux du ministère de l'Intérieur. Cette note, je n'ai pas pu la retrouver; mais elle était, paraît-il, assez mal faite, et Fieuzal se défendit constamment d'avoir contribué à sa rédaction.

En 1881, ici même, M. Galezowski a fait la proposition que les médecins chargés officiellement de la constatation des naissances fussent aussi tenus d'examiner les yeux des enfants nouveau-nés.

Le 9 septembre 1882, au Congrès international d'hygiène tenu à Genève, Fieuzal proposa de faire insérer l'*avis aux parents* dans le livret de famille donné par les officiers de l'état civil au moment des mariages.

Enfin, en 1884, M. Terson reprit sa première proposition au Congrès d'ophthalmologie de Paris, et demanda que la Société française d'ophthalmologie adressât à l'administration compétente une demande pressante dans le but de faire mettre à exécution, d'une manière constante, les mesures contenues dans son avis aux parents.

Pour ma part, Messieurs, je reprendrais volontiers l'idée de M. Brière, qui me paraît la plus facile à mettre à exécution, et qui consiste à faire remettre une note précise et concise à toute personne venant déclarer au bureau de l'état civil la naissance d'un enfant.

Cette note comprendrait les moyens prophylactiques et thérapeutiques que j'ai développés devant vous, et qui certainement, s'ils étaient employés sérieusement, feraient à coup sûr disparaître presque complètement l'ophthalmie purulente et la cécité dont elle est la cause.

Paris. — Imp. de la Cour d'appel, L. Maretheux, dir., 1, rue Cassette. — 3938.